www.ingramcontent.com/pod-product-compliance
Lightning Source LLC
Chambersburg PA
CBHW070438180526
45158CB00019B/1544
* 9 7 8 1 0 7 8 2 1 5 9 3 0 *